BEI GRIN MACHT SICH IHR
WISSEN BEZAHLT

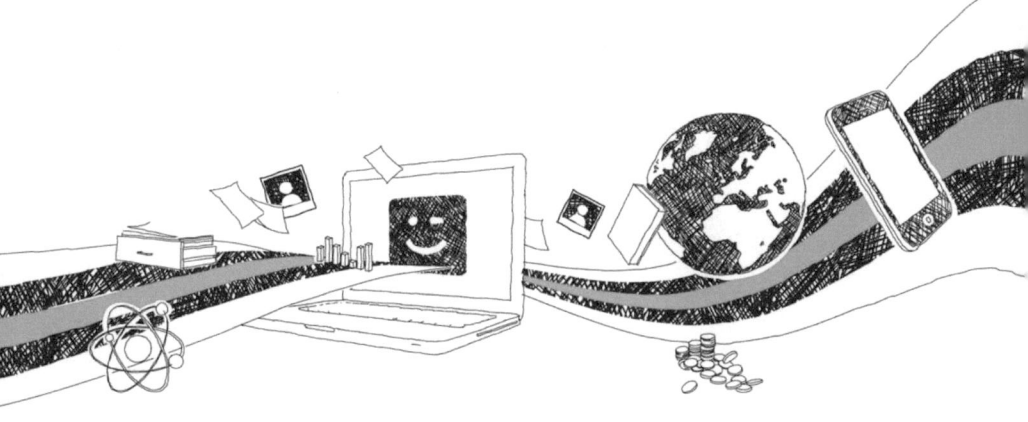

- Wir veröffentlichen Ihre Hausarbeit,
  Bachelor- und Masterarbeit

- Ihr eigenes eBook und Buch -
  weltweit in allen wichtigen Shops

- Verdienen Sie an jedem Verkauf

Jetzt bei www.GRIN.com hochladen
und kostenlos publizieren

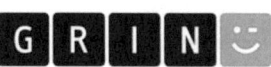

Bibliografische Information der Deutschen Nationalbibliothek:

Die Deutsche Bibliothek verzeichnet diese Publikation in der Deutschen National-
bibliografie; detaillierte bibliografische Daten sind im Internet über http://dnb.d-
nb.de/ abrufbar.

Impressum:

Copyright © 2010 GRIN Verlag, Open Publishing GmbH
Druck und Bindung: Books on Demand GmbH, Norderstedt Germany
ISBN: 978-3-668-13804-9

Dieses Buch bei GRIN:

http://www.grin.com/de/e-book/156628/persoenlichkeitsentwicklung-selbstmana-
gement-und-faktoren-fuer-ein-erfolgreiches

Sandra Janicki

Persönlichkeitsentwicklung, Selbstmanagement und Faktoren für ein erfolgreiches Berufsleben

Verhältnis - Erfolgsfaktoren - Weiterentwicklung; Soziale - Kommunikative - Personale Kompetenz - Zeitmanagement

GRIN Verlag

GRIN - Your knowledge has value

Der GRIN Verlag publiziert seit 1998 wissenschaftliche Arbeiten von Studenten, Hochschullehrern und anderen Akademikern als eBook und gedrucktes Buch. Die Verlagswebsite www.grin.com ist die ideale Plattform zur Veröffentlichung von Hausarbeiten, Abschlussarbeiten, wissenschaftlichen Aufsätzen, Dissertationen und Fachbüchern.

Besuchen Sie uns im Internet:

http://www.grin.com/

http://www.facebook.com/grincom

http://www.twitter.com/grin_com

Inhalt

1. Einleitung

Persönlichkeitsentwicklung und Selbstmanagement gehören in der heutigen Zeit zu beliebten Schlagwörtern. Ganze Bücherwände können gefüllt werden mit Literatur zu diesen Themen und auch die Liste an Coachings und Seminaren zwecks persönlicher Weiterentwicklung erscheint schier endlos. Nachdem sich diese Angebotsfülle zu einem rentablen Wirtschaftszweig entwickelt hat, liegt die Frage nahe, wie ein jeder für sich ganz persönlich Nutzen aus dem Angebot ziehen kann. Intention der vorliegenden Studienarbeit ist es, einen ersten Überblick über Zusammenhang und Nutzengewinn von Selbstmanagement und Persönlichkeitsentwicklung im Bezug auf Studium und Beruf zu geben.

Diesbezüglich erfolgt eine erste Auseinandersetzung mit der Formulierung einer Arbeitsdefinition von Persönlichkeitsentwicklung und einer Diskussion ihrer Teilaspekte. Im nachfolgenden Kapitel werden das Verhältnis von Selbstmanagement und Persönlichkeitsentwicklung durchleuchtet und Konsequenzen für die berufliche Tätigkeit abgeleitet. Abschließend geht es um die Analyse eigener Erfolgsfaktoren und der effizienten Nutzung dieser Erfolgsfaktoren zur persönlichen Weiterentwicklung.

2. Persönlichkeitsentwicklung und Selbstmanagement

Bevor eine Auseinandersetzung mit dem Thema überhaupt möglich ist, empfiehlt es sich zunächst einmal zu definieren, was genau unter Persönlichkeitsentwicklung und Selbstmanagement zu verstehen ist.

2.1. Arbeitsdefinition Persönlichkeitsentwicklung

Die anfängliche Annahme, dass es keine Schwierigkeit darstellen sollte, den Begriff „Persönlichkeitsentwicklung" zu definieren, stellt sich schnell als Irrglaube heraus. Überrascht muss man bei der Literaturrecherche feststellen, dass es eben keine allgemeingültige Definition des Begriffes gibt, vielmehr führt jeder einzelne Autor seine ganz eigene Definition des Begriffes an. So ist es wohl am sinnvollsten, bei der Suche nach einer Arbeitsdefinition ganz einfach zu beginnen, um sich überhaupt einmal bewusst mit dem Wort und seiner Bedeutung zu beschäftigen. So bedeutet „Persönlichkeits-Entwicklung" also, die Persönlichkeit zu entwickeln. Und da in diesem Vorgang ein Streben nach etwas Besserem zu sehen sein sollte, also ein Fortschritt, geht es also um die

Weiterentwicklung der Persönlichkeit. Da diese Entwicklung parallel zu einem Reifen im Leben stehen sollte, geht es bei dieser Entwicklung vor allem darum, eine ständige Verbesserung des Status quo anzuvisieren. Es geht darum, allgemeine Fähigkeiten weiter zu spezialisieren, um sich somit zu einer Persönlichkeit zu entwickeln, die immer etwas vielseitiger und leistungsstärker ist, als sie es in der Vergangenheit gewesen ist. Dies führt zu meiner Arbeitsdefinition von Persönlichkeitsentwicklung: Unter Persönlichkeitsentwicklung soll im Folgenden das ständige Bemühen verstanden werden, Kompetenzen im kommunikativen, persönlichen und organisatorischen Lebensbereich zu entwickeln bzw. weiterzuentwickeln. Bei der Persönlichkeitsentwicklung handelt es sich folglich um die Aneignung und Weiterentwicklung von Schlüsselqualifikationen – welche sich nicht nur auf Fach- und Methodenkompetenz, sondern auch auf Sozial- und Selbstkompetenz beziehen. Damit soll vor allem ausgedrückt werden, dass es nicht nur darum geht, sich nur in einem Bereich weiterzuentwickeln. Eine positive Persönlichkeitsentwicklung lebt vielmehr vor allem von einem Ausgleich der Work-Life-Balance. Eine einseitige Fokussierung auf nur einen Lebensbereich würde notgedrungen das Vernachlässigen bzw. Verkümmern anderer Kompetenzen nach sich ziehen. Um den Rahmen der vorliegenden Studienarbeit nicht zu sprengen, werde ich auf die Schlüsselqualifikationen noch im Bereich der Erfolgsfaktoren weiter eingehen.

2.2 Definition Selbstmanagement

Selbstmanagement findet sich häufig in Stellenanzeigen in direkter Nachbarschaft zu anderen persönlichen Fähigkeiten wie Eigenverantwortung und sozialen Kompetenzen. Doch auch hier existiert keine allgemeingültige Definition. Um zu einer tragfähigen Begriffsdefinition zu gelangen, wollen wir im Folgenden zunächst einmal wieder von der ganz wörtlichen Bedeutung des Begriffes ausgehen: Selbstmanagement bedeutet im buchstäblichen Wortsinne, sich selbst zu managen. Das englische Verb „to manage" kann dabei mit „leiten", „führen", „regeln", „bewältigen" oder auch „steuern" übersetzt werden. Selbstmanagement versetzt uns in die Lage, wie der Kapitän unseres eigenen Schiffes, Verantwortung zu übernehmen, und uns für Handlungen zu entscheiden, die uns unseren Zielen näher und unser Leben in Balance bringen. Erfolgreiches Selbstmanagement versetzt uns in die Lage, Entscheidungen zu treffen, Prioritäten zu setzen, unser eigenes Verhalten zu optimieren und uns auf das Wesentliche zu konzentrieren. Es umfasst also alle Fähigkeiten, Techniken und Fertigkeiten, die die Zielfindung, die Planung, das effektive Handeln und das Zeitmanagement betreffen. Durch effektives Selbstmanagement wird es uns möglich, uns zur rechten Zeit hinsichtlich unterschiedlichster Anforderungen in die richtige mentale und emotionale

Verfassung zu versetzen, um geeignete Strategien zur Lösung eines Sachverhalts finden zu können. Die nachfolgende Abbildung liefert einen schematischen Überblick über die Resultate erfolgreichen Selbstmanagements.

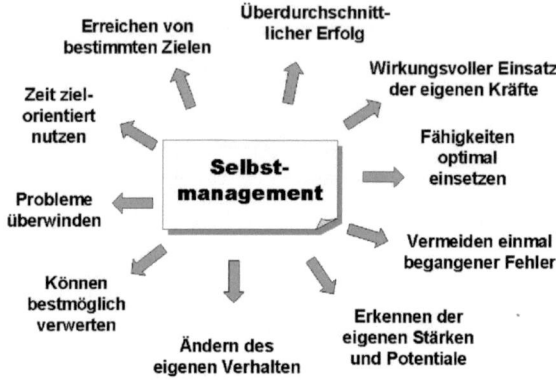

Abb. 1: Ergebnisse erfolgreichen Selbstmanagements

3. Verhältnis von Selbstmanagement und Persönlichkeitseinwicklung

Doch wie hängen Selbstmanagement und Persönlichkeitsentwicklung zusammen? Zunächst einmal lässt sich festhalten, dass der Prozess des Selbstmanagements verschiedene Phasen durchläuft. Die nachfolgende Abbildung visualisiert die Abfolge der Einzelphasen eines fünfstufigen Selbstmanagementprozesses.

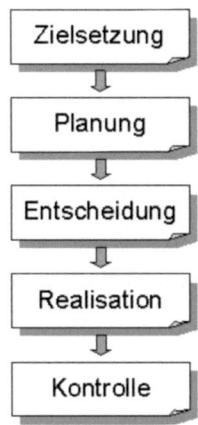

Abb. 2: Phasenplan

In Phase 1 geht es um die Zielsetzung – um eine ganz persönliche Beschreibung der Ziele, die angestrebt werden.

In der 2. Phase – der Planungsphase – wird ein Plan entwickelt, auf welche Weise die gesteckten Ziele erreicht werden können, die Zeitplanung sichert die Realisation.

In der 3. Phase gilt es, Prioritäten zu setzen und die Einzelziele in eine Rangreihenfolge zu bringen.

In der vorletzten Phase steht nun die eigentliche Durchführung an, um die gesteckten Ziele auch tatsächlich zu erreichen.

In der letzten Phase erfolgt eine Überprüfung, ob die anvisierten Ziele faktisch erreicht wurden. Wurden die Pläne tatsächlich realisiert oder muss nachjustiert werden? Waren die eingesetzten Mittel letztendlich erfolgreich?

Doch bevor dieses Phasenmodell überhaupt anwendbar ist, gilt es eine Situationsanalyse durchzuführen, um eine Standortbestimmung der eigenen Person durchzuführen – die „(mit wissenschaftlichen Methoden) vorgenommene Erforschung der Ist-Situation."[1] In der Situationsanalyse geht es immer sowohl um die gegenwärtige Situation, als auch um die geplanten Veränderungen sowie potenzielle zukünftige Entwicklungen. Wo liegen also meine persönlichen Schwächen und Stärken und wie kann ich aus dem Wissen um eine Schwächen und Stärken einen

---

[1] HEISTER: Studieren mit Erfolg, 2009, S. 108.

4

Nutzen ziehen, der mich in meiner eigenen Entwicklung weiterbringt? Und genau an diesem Punkt gerät das Verhältnis von Selbstmanagement und Persönlichkeitsentwicklung in den Blick: Gutes Selbstmanagement ist die Basis für eine erfolgreiche Persönlichkeitsentwicklung. Durch das „Managen" meiner eigenen Person – durch Zielsetzung, Planung, Entscheidung, Realisation von Zielen und Aufgaben sowie der abschließenden Kontrolle zur Bewertung und Neujustierung meiner Mittel- und Wegeauswahl – bietet sich mir als Person die Möglichkeit, meine Persönlichkeit zu entfalten und weiterzuentwickeln.

Einer der wichtigen und bestimmenden Faktoren ist hierbei das Zeitmanagement. „Zeitmanagement bedeutet systematisches und diszipliniertes Planen der eigenen Zeit, um auf diese Weise Zeit zu sparen, sodaß mehr Zeit für die wichtigen Dinge in Beruf und Freizeit bleibt."[2] Das dabei „erwirtschaftete" Mehr an Zeit sollte nicht nur in ein Mehr an Arbeit reinvestiert werden, sondern sollte auch dazu genutzt werden, persönlich wichtige Vorhaben zu realisieren. Zeitmanagement soll Hilfestellung zu einem zufriedenen und ausgeglichenen Leben leisten.

Konsequenzen für den beruflichen Werdegang ergeben sich für mich vor allem daraus, dass Persönlichkeitsentwicklung stetig und unter ständiger Zielsetzung zu erfolgen hat. Der Beruf lebt durch seine Anforderungen. Damit sich die Berufsausübung nicht nur als notwendiges Übel zum Bestreiten des Lebensunterhaltes darstellt, ist es wichtig, Ziele zu formulieren, die herausfordern und anspornen, aber dabei so realistisch gesteckt sind, dass sie auch tatsächlich erreicht werden können. So ist es vor allem wichtig eine Struktur in den täglichen Arbeitsablauf zu bringen, Prioritäten richtig zu setzen und Wichtiges von Unwichtigem zu scheiden. So trifft Druckers Aussage genau den Kern der Sache: Man solle sich „auf ein oder zwei Dinge konzentrieren, die wirklich wichtig sind. Drei Dinge auf einmal sind schon zu viel."[3] Man muss lernen, bestimmte Aufgaben zu delegieren, und man sollte nicht immer der Meinung zu sein, alles selbst erledigen zu müssen. Es gilt zu herauszufinden, was mich weiter bringt, und Hindernisse zu beseitigen, die mich an der erfolgreichen Berufsausübung hindern. Wichtig ist dabei das schon erwähnte Zeitmanagement – und zwar nicht nur im Hinblick auf zeitgemäße Zielerfüllung, sondern auch im Hinblick auf den Umgang mit eigenen psychischen und physischen Ressourcen. So können zwar Stress und Zeitdruck in begrenztem Rahmen eine „Push-Wirkung" entfalten, dauerhafter und zu großer Stress macht hingegen über die Zeit hinweg einfach krank, erhöht die Fehlerquote in der Arbeit und nimmt einem die Möglichkeit einer gesunden Work-Life-Balance sowie auch die Genugtuung und das persönliche Erfolgserlebnis, seinen eigenen Qualitätsansprüchen und denen der anderen gerecht geworden zu sein. Die folgende Abbildung

---

[2] http://arbeitsblaettter.stangl-taller.at/Lerntechnik/Zeitplanung.shtml
[3] manager magazin 4/2002 vom 01.04.2002, Seite 108, Autor Ursula Schwarze

veranschaulicht, weitere Grundsätze, die ein erfolgreiches Selbstmanagement bedingen, die jedoch im Rahmen dieser Studienarbeit nicht mehr diskutiert werden können.

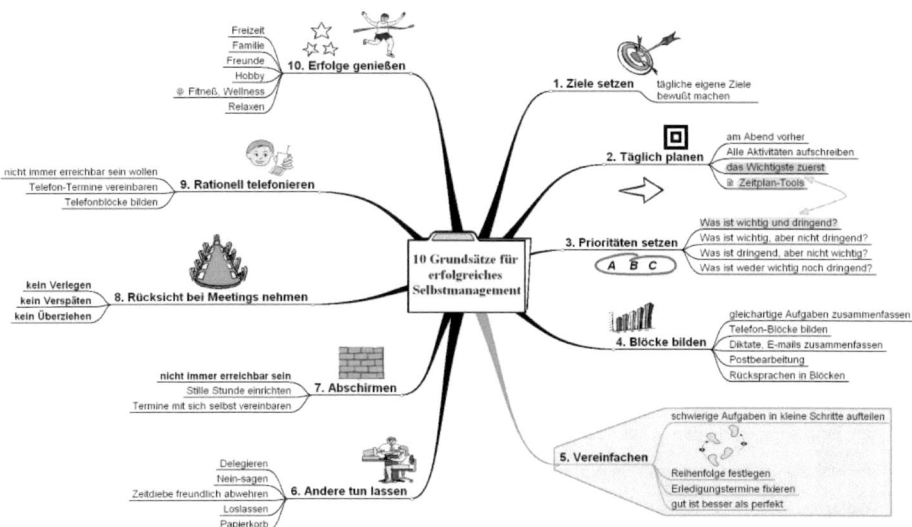

Abb. 3: 10 Grundsätze für erfolgreiches Selbstmanagement

4. Erfolgsfaktoren für ein erfolgreiches Berufsleben

Konfrontiert mit der Frage nach den persönlichen Einflussgrößen für ein erfolgreiches Berufsleben, stellt sich zuerst ein wenig Ratlosigkeit ein. Man zögert. So einfach, wie man immer denkt, ist es gar nicht. Gibt es DEN Faktorenkatalog, der einem Erfolg im Beruf versprechen kann? Vor dem geistigen Auge erscheinen Begriffe, die im alltäglichen Sprachgebrauch inzwischen inflationär gebraucht werden: „Soft-Skills", „Fachkompetenz", „Soziale Kompetenz" oder auch „Schlüsselqualifikationen". Doch sich der eigenen Erfolgsfaktoren bewusst zu werden, fällt anfangs schwer. Einfacher scheint es zu sein, seine Schwächen zu nennen, geht es doch von frühester Kindheit und auch in unserem Bildungssystem eher um das Ausmerzen von Schwächen, von der selbstbewussten Auseinandersetzung mit den eigenen Stärken hört man hingegen relativ selten

4.1 persönliche Erfolgsfaktoren und ihre Hintergründe

Einige Grundsteine für Erfolgsfaktoren im Beruf werden bereits im Studium gelegt. Durch die Auswahl des Studiengangs wird der erste Schritt in die berufliche Zukunft gemacht. Ein erfolgreicher Studienabschluss sollte bereits die Erfahrungen mit einem guten Selbstmanagement und einem an die persönlichen Anforderungen angepassten Zeitmanagement beinhalten. Meine persönlichen Erfolgsfaktoren sehe ich vor allem im Bereich der Soft Skills, wobei ich davon ausgehe, dass für die Berufsausübung ein Mindestmaß an Fachkompetenz ohnehin eine *conditio sine qua non* darstellt.

Dabei sind Soft Skills die Kompetenzen, welche neben der reinen Fachkompetenz ausschlaggebend für den beruflichen und privaten Erfolg sind. Zu den Soft Skills, auf die ich den Fokus bei der Auswahl meiner persönlichen Erfolgsfaktoren legen möchte, zählen neben sozialer, kommunikativer und führungstechnischer Kompetenz eben auch interkulturelle und personale Kompetenz, Zeitmanagement und Weiterbildung.

Soziale Kompetenz

Im Berufsleben ist man selten als Einzelkämpfer unterwegs, sieht doch der berufliche Alltag nun einmal die ständige Interaktion mit anderen Personen vor, sei es der Kontakt zum Vorgesetzten, zu Kollegen oder Kunden. Soziale Kompetenz stellt in diesem Rahmen einen der wichtigsten Erfolgsfaktoren für mich dar, sie beschreibt das „synergetische Zusammenwirken von Selbstbewusstsein, Verantwortungsbewusstsein und Mündigkeit, oder anders ausgedrückt persönliche Reife."[4] Beruflicher Erfolg ist auch dadurch bedingt, dass man mit seinen Kollegen kooperiert und mit ihnen umzugehen weiß. Teamarbeit ist dabei genauso wichtig wie die Fähigkeit des Konfliktmanagements. Soziale Kompetenz drückt sich aber auch darin aus, dass man in der Lage ist, Feedback und konstruktive Kritik sowohl zu geben als auch anzunehmen. Der sinnvolle Umgang und die Verarbeitung von angebrachter Kritik tragen auch zur weiteren Persönlichkeitsentwicklung bei. Wichtig ist dabei auch die Fähigkeit, sich in andere Menschen hineinzuversetzen und anderen Menschen ehrlich und verlässlich gegenüberzutreten zu können. Daneben sind intra- und interkulturelle Kompetenzen vor allem wichtig, um sich sicher auf dem beruflichen Parkett innerhalb eigener und fremder kultureller Kontexte bewegen zu können.

---

[4] BR-online Bayerischer Rundfunk: http://www.br-online.de/br-alpha/alpha-campus/campus-management-DID1225103628879/alpha-campus-hochschulmagazin-fuehrungskonzepte-heute-ID1225119768379.xml vom 12.02.2010

Kommunikative Kompetenz

„Man kann nicht nicht kommunizieren", hieß es schon bei Paul Watzlawick. Kommunikative Kompetenz bedeutet, wichtige Kommunikationstechniken zu beherrschen, und ermöglicht bewusste und effektive Interaktionen.[5] Viele Missverständnisse träten gar nicht erst auf, wenn ein jeder in der Lage wäre, sich verständlich und empfängerorientiert auszudrücken. Rhetorische Fähigkeiten bilden den Ausgangspunkt der kommunikativen Kompetenz und diese kann sich in nahezu allen Lebensbereichen positiv auswirken, da bei jedweder Interaktion von zwei Menschen immer irgendwie kommuniziert wird, sei es verbal oder non-verbal durch Gestik, Mimik oder Körpersprache.

Rhetorische Kompetenz wirkt sich auch positiv auf das Überzeugungsvermögen aus. Ein guter Redner ist oft in der Lage, kraft seiner Schlagfertigkeit oder seiner rhetorischen Brillanz Entscheidungen anderer zu beeinflussen.

Personale Kompetenz

Die Personale Kompetenz richtet sich an die eigene Person. Effizienz und Effektivität beruflicher und privater Aufgabenbewältigung hängen vor allem von den angewendeten Arbeitstechniken ab. Neben den Arbeitstechniken geht es aber auch noch um persönliche Charaktereigenschaften. So empfinde ich beispielsweise Souveränität und innere wie äußere Ausgeglichenheit als wichtig. Um sich im privaten wie auch im beruflichen Leben behaupten zu können, ist auch ein gesundes Selbstbewusstsein und Schlagfertigkeit hilfreich. Beides stützt auch die persönliche Souveränität. Eine positive Lebenseinstellung ist nicht nur für einen selbst wichtig, sondern wird – bewusst oder unbewusst – auch im sozialen Umfeld registriert.

Führungskompetenz

Führungskompetenz spiegelt für mich die Fähigkeit wider, Aufgaben zu delegieren, das Umfeld zu motivieren und zu überzeugen sowie Verantwortung für Entscheidungen zu übernehmen.[6]

Zeitmanagement als Erfolgsfaktor

Durch effektives Zeitmanagement wird die Arbeitsleistung gesteigert und Möglichkeiten der Zeiteinsparung werden ersichtlich. Zeitmanagement reduziert durch rechtzeitige Planung Komplexität und vermindert das Risiko, durch falsche Zeit- und Ressourcenplanung das Ziel nicht zu erreichen.[7] Zeit wird auf priorisierte Aufgaben verwendet und nicht mehr verschwendet. Der positive

[5]MORITZ : http://www.soft-skills.com/kommunikativekompetenz/index.php vom 12.02.2010
[6] http://www.soft-skills.com/fuehrungskompetenz/index.php vom 12.02.2010
[7] http://www.sueddeutsche.de/jobkarriere/425/424184/text/ vom 13.11.2007

Effekt liegt in Stressreduzierung. Durch die Vermeidung unnötiger Belastungen durch Hektik und Stress wird die Eintrittswahrscheinlichkeit von Frustration minimiert.

Weiterbildung als Erfolgsfaktor[8]

Die Globalisierungs- und Vernetzungstendenzen im Wirtschaftsbereich führen dazu, dass sich die Halbwertszeit des Verfalls von Anwendungswissen immer weiter reduziert. „Auf Seiten des Individuums besteht gleichzeitig die ständige Herausforderung darin, einmal erworbenes Wissen und Kompetenzen kontinuierlich zu erneuern und zu aktualisieren."[9] Weiterbildungsziele liegen dabei vor allem bei der Erweiterung der Fachkompetenz und der Erweiterung der sozialen Kompetenzen.[10]

All diese persönlichen Erfolgsfaktoren erweitern das Work-Life-Balance-Konzept zu einem Work-Life-Education-Konzept. Es gibt nicht ein paar wenige, voneinander isolierte Erfolgsfaktoren, sondern viele meiner genannten Erfolgsfaktoren ergänzen oder bedingen sich gegenseitig. Sie bereiten nicht nur die Grundlage für beruflichen Erfolg, sondern führen auch zu einer ausbalancierten Persönlichkeitsentwicklung.

4.2 Weiterentwicklung

„ Überhaupt lernt niemand etwas durch bloßes Anhören,

und wer sich in gewissen Dingen nicht selbst tätig bemüht,

weiß die Sachen nur oberflächlich."

Johann Wolfgang Goethe

So hat sich seit Goethes Zeiten nicht viel verändert. Wissen und Kompetenz allein nützen wenig, wenn sie in der Praxis nicht angewendet und genutzt werden.

Ein zentraler Punkt der Weiterentwicklung besteht vor allem darin, in der Selbstanalyse festzustellen, wie stark die Kompetenzen bereits ausgeprägt sind, und kritisch zu hinterfragen, welche Defizite vorhanden sind. So lernt man vor allem aus der ständigen Auseinandersetzung mit den eigenen Fehlern. Feste Termine für eine regelmäßige Selbstanalyse sollten eingeplant werden. Dies kann

---

[8] http://blog.duw-berlin.de/2009/08/erfolgsfaktor-weiterbildung/ vom 12.02.2010

[9] WILLICH / MINKS: HIS Projektbericht, 2004, S. 1

[10] WILLICH / MINKS: HIS Projektbericht, 2004, S. 45

helfen, flexibel auf neue Anforderungen zu reagieren und führt einem immer wieder vor Augen, welche Ziele anvisiert sind. So ermöglicht man es sich selbst, den Standort auf der eigenen Entwicklungsskala immer genau zu kennen. Und Erfolge jedweder Art sind ein gutes Mittel zur ständigen Neu-Motivierung. Wie in der Unternehmenspraxis lohnt sich das Erstellen der ganz persönlichen SWOT Analyse genauso wie das Festlegen bestimmter Meilensteine.

Möglichkeiten zur Entwicklung ergeben sich ständig – selbst in alltäglichen Situationen. Literaturrecherche stellt einen guten Anfang dar, um den Horizont zu erweitern. Ein gewisser „Aha-Effekt" beim Durcharbeiten führt einem auch fast vergessene Arbeitstechniken und Entwicklungsmöglichkeiten wieder vor Augen. Und oft verstecken sich gerade die simplen Sachen hinter Bergen von Komplexität. Die meisten Kompetenzen entwickelt man aber nicht durch das Literaturstudium, sondern vor allem durch direkte Anwendung weiter. Soziale Kompetenz verbessert sich im Umgang mit anderen Menschen. Dabei sollte man das Augenmerk auch auf das Verhalten der anderen legen, und zwar nicht nur, um aus deren Fehlern, sondern auch, um aus deren Stärken zu lernen. Im privaten wie im beruflichen Kontext profitiert man von Gesprächen und insbesondere vom Feedback anderer. So kann man verhindern, dass von einem als Stärken eingestufte Erfolgsfaktoren im Umgang mit anderen zum Nachteil gereichen. So sind Selbstbewusstsein und Schlagfertigkeit positive Erfolgsfaktoren, solange man darüber nicht vergisst, dass es auch Menschen gibt, die zurückhaltender oder eher introvertiert sind. Einer meiner wichtigsten Erfolgsfaktoren ist mein privates Umfeld. Nicht umsonst gibt es den Begriff „Kraft tanken" und das ist am besten innerhalb der Familie möglich. Beruflicher Erfolg lebt vor allem auch durch Stabilität des privaten Umfeldes. Und so bedingen und beeinflussen sich diese beiden Bereiche positiv wie negativ wechselseitig.

Gerade Zeitmanagement als Erfolgsfaktor wird oft unterschätzt. Aber um den Anforderungen von Beruf und Privatleben gerecht zu werden, ist Zeitmanagement unverzichtbar. Gewisse Projekte scheitern meistens wegen falscher Planung. Um Zeit sinnvoll planen zu können, geht es erst einmal darum, zu registrieren, wofür die Zeit verwendet wird. Da vieles gewohnheitsmäßig abläuft, sollte man anfangs über mehrere Tage ein Zeitprotokoll führen. Dies sollte dann als Grundlage dienen, um Verhaltensweisen und Aktivitäten zu identifizieren, die Zeit stehlen. Es gilt, diese neu zu strukturieren oder sie vollständig zu eliminieren. Beim Zeitmanagement ist es sinnvoll, von Zeit zu Zeit zu experimentieren. Egal, ob man den klassischen Zeitplaner in Buchform oder als Software bevorzugt, jedes System hat seine Vor- und Nachteile. Früher habe ich viel mit kleinen Zettelchen gearbeitet, aber je komplexer das Leben wird umso unpassender und unübersichtlicher ist ein Zettelsystem. Mittlerweile werden Instrumente des Zeitmanagements angepasst an die jeweilige Situation genutzt. So bieten sich online Kalendersysteme für die Nutzung durch zwei Personen an, für schnelle Ergänzungen ist der Timer in Papierform nützlich. Mind Maps werden zurzeit von mir favorisiert, weil die Visualisierung von Verknüpfungen auf dem Papier meine geistige Verknüpfung unterstützt und vertieft. Sinnvoll ist auch der Einsatz von Wochen- oder Monatsplänen, da diese eine regelmäßige Kontrolle des Fortschritts oder auch des Stillstands dokumentieren.

Vor allem wichtige Soft Skills wie Teamfähigkeit und Kommunikationsstärke kann man eben nur im ständigen Austausch mit anderen lernen.

Gerade Weiterbildungen bieten bei dem rasend schnellen technologischen und informationstechnischen Fortschritt der heutigen Zeit eine gute Möglichkeit zur Weiterentwicklung, wobei nicht nur der vermittelte Stoff während der Weiterbildung wichtig ist, sondern auch der Austausch mit anderen Teilnehmern und der Aufbau eines Netzwerkes.

So ist abschließend festzuhalten, dass die Weiterentwicklung der Erfolgsfaktoren ein ständiger Prozess ist – eine laufende Entwicklung, ohne festen Anfang und ohne festes Ende. Persönlichkeitsentwicklung ist eine Lebensaufgabe.

5. Resümee

Selbstmanagement und Persönlichkeitsentwicklung sind untrennbar miteinander verbunden. Und egal welche Kompetenz weiterentwickelt werden soll, für mich ganz persönlich ist die ständige Zielplanung wichtig. Sind die Ziele zu hoch gesetzt oder zu weit in der Zukunft entfernt, verliere zumindest ich sie leicht aus den Augen. Daher kann ich als Fazit aus dieser Studienarbeit für mich ziehen, dass ich ständig Meilensteine formulieren muss, damit ich dem Ziel in kleinen aber stetigen Schritten näher kommen kann. Wichtig im Selbstmanagement wie auch in der Persönlichkeitsentwicklung ist der Umstand, dass man alleine am wenigsten erreicht. Feedback vom und ständige Interaktion mit dem Umfeld machen die Entwicklung erst möglich. So ist man nicht nur Teil seiner eigenen Persönlichkeitsentwicklung, sondern bezieht sein Umfeld mit ein in die eigene Entwicklung und wird auch Teil der Persönlichkeitsentwicklung anderer Personen. So lebt Persönlichkeitsentwicklung vom ständigen Austausch. Doch auch die Individualität ist ausschlaggebend. Jede Person hat eigene Schwächen und Stärken und so dienen die aufgezeigten Möglichkeiten zur Weiterentwicklung nur der Orientierung.

6. Abbildungsverzeichnis

Literaturverzeichnis

BR-online Bayerischer Rundfunk : http://www.br-online.de/br-alpha/alpha-campus/campus-management-DID1225103628879/alpha-campus-hochschulmagazin-fuehrungskonzepte-heute-ID1225119768379.xml vom 12.02.2010

Heister, W. (2009): Studieren mit Erfolg. Effizientes Lernen und Selbstmanagement. 2. Auflage. Stuttgart. Schäffer-Poeschel Verlag

Moritz, A. :Soft Skills : www.soft-skills.com vom 12.02.2010 Kommunikative Kompetenzhttp://www.soft-skills.com/kommunikativekompetenz/index.php vom 11.02.2010

Süddeutsche **Zeitung**: www.sueddeutsche.de : Zeitmangement http://www.sueddeutsche.de/jobkarriere/425/424184/text/ vom 12.02.2010

Willich, J. / Minks, K.-H (2004): HIS Projektbericht. Die Rolle der Hochschulen bei der beruflichen Weiterbildung von Hochschulabsolventen. Sonderauswertung der HIS-Absolventenbefragungen der Abschlussjahrgänge 1993 und 1997 fünf Jahre nach dem Studienabschluss. Hannover

Online Quellen der verwendeten Abbildungen:

Abb. 1 : Ergebnisse erfolgreichen Selbstmanagements http://www.rz.fh-ulm.de/projects/lars/Projstud/METHOD/06abb.gif

Abb. 2: Phasenplan http://www.rz.fh-ulm.de/projects/lars/Projstud/METHOD/07abb.GIF

Abb. 3: 10 Grundsätze für erfolgreiches Selbstmanagement http://www.mindmap.ch/Selbstmanagement.gif

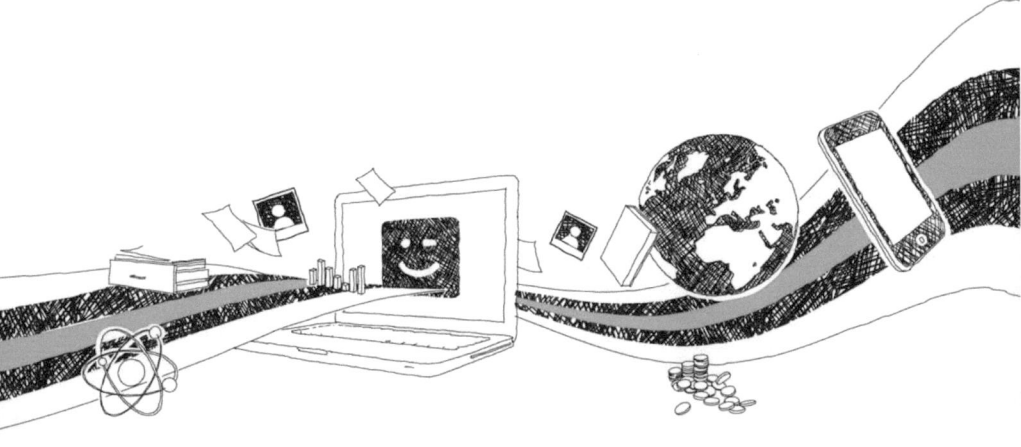
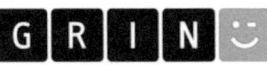